essentials

essentials liefern aktuelles Wissen in konzentrierter Form. Die Essenz dessen, worauf es als „State-of-the-Art" in der gegenwärtigen Fachdiskussion oder in der Praxis ankommt. *essentials* informieren schnell, unkompliziert und verständlich

- als Einführung in ein aktuelles Thema aus Ihrem Fachgebiet
- als Einstieg in ein für Sie noch unbekanntes Themenfeld
- als Einblick, um zum Thema mitreden zu können

Die Bücher in elektronischer und gedruckter Form bringen das Expertenwissen von Springer-Fachautoren kompakt zur Darstellung. Sie sind besonders für die Nutzung als eBook auf Tablet-PCs, eBook-Readern und Smartphones geeignet. *essentials:* Wissensbausteine aus den Wirtschafts-, Sozial- und Geisteswissenschaften, aus Technik und Naturwissenschaften sowie aus Medizin, Psychologie und Gesundheitsberufen. Von renommierten Autoren aller Springer-Verlagsmarken.

Weitere Bände in der Reihe http://www.springer.com/series/13088

Vanessa Hoffmann · Karolin Schäfer

Sprachentwicklung bei kindlichen Hörstörungen: Wortschatz, Grammatik, Kommunikation und Stimme

Forschungsstand für Sprachtherapie und Pädagogik

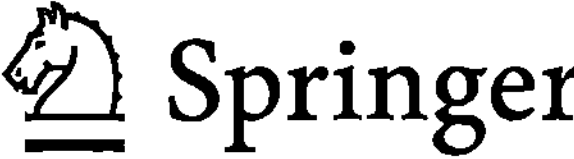 Springer

Vanessa Hoffmann
Hamburg, Deutschland

Karolin Schäfer
Köln, Deutschland

ISSN 2197-6708　　　　　　ISSN 2197-6716　(electronic)
essentials
ISBN 978-3-658-31045-5　　　ISBN 978-3-658-31046-2　(eBook)
https://doi.org/10.1007/978-3-658-31046-2

Die Deutsche Nationalbibliothek verzeichnet diese Publikation in der Deutschen Nationalbibliografie; detaillierte bibliografische Daten sind im Internet über http://dnb.d-nb.de abrufbar.

Planung/Lektorat: Ulrike Hartmann
Springer ist ein Imprint der eingetragenen Gesellschaft Springer Fachmedien Wiesbaden GmbH und ist ein Teil von Springer Nature.
Die Anschrift der Gesellschaft ist: Abraham-Lincoln-Str. 46, 65189 Wiesbaden, Germany

Was Sie in diesem *essential* finden können

- Überblick über den aktuellen Forschungsstand der Sprach- und Sprechentwicklung bei Kindern mit peripherer Hörstörung, bezogen auf die Sprachebenen
- Semantik/Lexikon (Wortschatz)
- Syntax/Morphologie (Grammatik)
- Pragmatik/Kommunikation
- Stimmgebung und Stimmqualität

Vorwort

In unserer Tätigkeit als Sprachtherapeutinnen, die beide in der Praxis hauptsächlich mit hörgeschädigten Kindern gearbeitet haben, wurde uns oft die Frage von externen Kolleginnen und auch von anderen Personen gestellt: Wie ist das denn bei Kindern mit Hörbeeinträchtigung? Wie sprechen die Kinder, wie verläuft die Sprachentwicklung bei einer peripheren Hörstörung? Was ist bei hörgeschädigten Kindern denn überhaupt anders, und was ist vergleichbar mit guthörenden Kindern?

Um gleich eines vorwegzunehmen – es gibt nicht „das typische hörgeschädigte Kind", dessen Sprachentwicklung exemplarisch in diesem Buch beschrieben werden könnte. Ganz im Gegenteil – gerade die Population hörgeschädigter Kinder ist durch eine hohe Heterogenität gekennzeichnet, z. B. hinsichtlich Erwerbszeitpunkt der Hörschädigung, Grad des Hörverlusts, Versorgungszeitpunkt, Versorgungsform (Hörgeräte, Cochlea-Implantate), Hörerfahrung und Hörerfolg, Sprachentwicklungsstand, Kommunikationsform bzw. -modalität und viele andere Aspekte mehr!

Nichtsdestotrotz haben wir uns dazu entschieden, in diesem Buch einen ganz kompakten Überblick über den derzeitigen Forschungsstand zur Sprech- und Sprachentwicklung von Kindern mit Hörbeeinträchtigung zu geben. Wir beziehen uns dabei ausschließlich auf Kinder mit peripherer Hörstörung, die apparativ mit Hörhilfen versorgt sind und einen Zugang zur Lautsprache haben, d. h. auf diejenigen Kinder, die hörgerichtet sind und sprechen. Für die Entwicklung gebärdensprachorientierter Kinder bräuchte es ein weiteres Buch! Uns ist bewusst, dass es mittlerweile viele Kinder gibt, die bimodal-bilingual erzogen werden, also mit Einflüssen aus Laut- und Gebärdensprache aufwachsen. Die Darstellung der Sprachentwicklung in beiden Modalitäten hätte aber zu weit geführt, sodass wir uns an dieser Stelle auf die Entwicklung lautsprachlicher Fähigkeiten beschränken möchten.

Dabei erheben wir in diesem Buch keinen Anspruch auf Vollständigkeit aller wissenschaftlichen Studien der vergangenen Jahre im Sinne eines systematischen Reviews – es erschien uns vielmehr wichtig, viele verschiedene Aspekte der (frühkindlichen) Entwicklung aufzugreifen, um ein möglichst umfangreiches Bild zu bieten sowie mögliche Besonderheiten und Herausforderungen für hörgeschädigte Kinder konkret zu benennen. Diese sind jedoch nicht auf jeden Einzelfall übertragbar.

Vielleicht sind wir mit diesem *essential* ein Stück weitergekommen bei der Frage, die uns so häufig gestellt wurde und die wir gerne beantworten möchten: Wie verläuft die Sprachentwicklung bei Kindern mit Hörbeeinträchtigung? Wir wünschen den Leserinnen und Lesern eine angenehme Lektüre und viele neue Erkenntnisse!

In diesem *Essential* „Wortschatz, Grammatik, Kommunikation und Stimme" finden Sie den aktuellen Forschungsstand zu den Themen Semantik und Lexikon, Syntax und Morphologie, Pragmatik und Kommunikation und Stimme. In einem weiteren *Essential* „Phonetik und Phonologie" liegt der Fokus auf der Sprach- und Sprechentwicklung ab der Geburt.

Vanessa Hoffmann
Karolin Schäfer

Inhaltsverzeichnis

1 Semantik und Lexikon 1
   1.1 Wortschatzerwerb und -umfang 1
   1.2 Wortlernen 7
   1.3 Erwerb von Wortklassen und -formen 9

2 Syntax und Morphologie 11
   2.1 Grammatikerwerb 11

3 Pragmatik und Kommunikation 15
   3.1 Zur Bedeutung pragmatischer Fähigkeiten für die
       Kommunikation 15
   3.2 Sozial-kognitive Fähigkeiten (Theory of Mind) 16
   3.3 Entwicklung der Theory of Mind 17
   3.4 Zusammenhang von Theory of Mind und Sprache 18

4 Funktionsbereiche der Stimme 21
   4.1 Studien zur Stimmgebung bei hörgeschädigten Kindern 21
   4.2 Vergleich der Stimmqualität von Kindern mit und ohne periphere
       Hörstörung 22
   4.3 Zusammenhang zwischen Stimmqualität hörgeschädigter
       Kinder und apparativer Versorgung 24

Literatur 29

Semantik und Lexikon

Die semantisch-lexikalische Entwicklung hörgeschädigter Kinder kann gegenüber derer gleichaltriger guthörender Kinder verspätet oder verzögert sein. Dies trifft sowohl für Kinder mit Hörgeräten als auch für Kinder mit Cochlea-Implantaten zu. Die semantisch-lexikalische Sprachentwicklung und ihre Besonderheiten bei hörgeschädigten Kindern lassen sich hinsichtlich **quantitativer Aspekte (Wortschatzumfang)** und **qualitativer Aspekte (Wortformen)** beschreiben.

1.1 Wortschatzerwerb und -umfang

Der positive Zusammenhang zwischen der frühen Versorgung mit Hörsystemen (vor dem zweiten Lebensjahr), die eine auditive Stimulation innerhalb der sensiblen Phasen ermöglicht, und dem Sprachentwicklungsverlauf ist inzwischen vielfältig dokumentiert (Cuda et al. 2014; Löfkvist et al. 2014; Vincenti et al. 2014; Nicholas und Geers 2013; Leigh et al. 2013; Colletti et al. 2012; Tobey et al. 2013; Kral und Sharma 2012; Kral et al. 2014). Die besten Ergebnisse werden dabei nach CI-Versorgung innerhalb der ersten zwei Lebensjahre beschrieben (Bruijnzeel et al. 2016).

Die Ergebnisse bestehender Untersuchungen zeigen allerdings eine große Variabilität bezüglich der Entwicklungsverläufe und Erfolge auf (Lund 2016; Geers et al. 2016; Boons et al. 2012; Geers und Sedey 2011).

© Der/die Herausgeber bzw. der/die Autor(en), exklusiv lizenziert durch
Springer Fachmedien Wiesbaden GmbH, ein Teil von Springer Nature 2020
V. Hoffmann und K. Schäfer, *Sprachentwicklung bei kindlichen Hörstörungen:
Wortschatz, Grammatik, Kommunikation und Stimme,* essentials,
https://doi.org/10.1007/978-3-658-31046-2_1

1.1.1   Zeitpunkt der apparativen Versorgung

Kosaner et al. (2013) berichten von 69 CI-versorgten Kindern, die vor dem dritten Lebensjahr mit Cochlea-Implantaten versorgt wurden und vier bis sechs Monate nach der CI-Aktivierung die rezeptive 100-Wortgrenze und sieben bis neun Monate nach der CI-Aktivierung die expressive 100-Wortgrenze erreichten. Der Wortschatzumfang der CI-versorgten Kinder war 19–24 Monate nach Erstaktivierung unter Berücksichtigung des Höralters vergleichbar mit dem guthörender Kinder. Da die Kinder mit CI im Durchschnitt 20 Monate älter waren als die guthörenden Kontrollkinder, wird die Wortschatzentwicklung unter Zugrundelegung des Lebensalters im Vergleich zu den guthörenden Kindern der Kontrollgruppe als verzögert betrachtet.

Ebenso berichten Rinaldi et al. (2013), dass in ihrer Untersuchung drei von 22 Kindern mit einem durchschnittlichen mittleren chronologischen Alter von 2;4 Jahren (1;7–3;0) höhere Werte in ihrer frühen expressiven Wortschatzentwicklung erreichten als die guthörende Kontrollgruppe, wohingegen weniger als die Hälfte der CI-Kinder im normalen Altersbereich lagen. Trotz der frühen Diagnose (Durchschnitt 5.79 Monaten) und Versorgung der Hörstörung (Durchschnitt 14.26 Monaten) war die Mehrheit der Kinder mit CI in ihrer Wortschatzentwicklung verzögert. Es ist zu erwähnen, dass die Hörerfahrung der Kinder in der genannten Studie zum Zeitpunkt der Sprachtestung stark variierte (Mittelwert: 14.52 Monate, Spanne: 7–25 Monate) und damit den stark eingeschränkten Wortschatz einiger Kinder zu erklären vermag.

Geers und Nicholas (2013) untersuchten den Einfluss der frühen Cochlea-Implantation auf die rezeptive und produktive Sprachentwicklung hörgeschädigter Kinder und fanden heraus, dass Kinder, die vor dem ersten Lebensjahr (sechs bis 11 Lebensmonate) mit CI versorgt wurden, in allen Sprachentwicklungstests besser abschnitten als die Kinder, die später (12. bis 18. Lebensmonate) implantiert wurden. Auch im Alter von 10;6 Jahren konnten die Autoren bei den frühimplantierten Kindern noch positive Zusammenhänge zwischen dem Sprachstand und dem Alter bei Erstanpassung nachweisen. Auch Colletti et al. (2012) verglichen die Sprachentwicklung 45 CI-versorgter Kinder und 20 guthörender Kinder und berichten von besseren Ergebnissen bei Kindern, die bereits vor dem sechsten Lebensmonat mit einem CI versorgt wurden. Tomblin et al. (2015) schließen sich den Ergebnissen an und berichten, dass Kinder mit geringgradiger Hörstörung und frühzeitiger Versorgung mit Hörgeräten bessere Sprachentwicklungsverläufe zeigen als spätversorgte Kinder.

May-Mederake (2012) untersuchte zwei Gruppen von Kindern mit CI. Die 1. Gruppe (n = 6) wurde durchschnittlich mit 11 Monaten implantiert (8–14 Monate), die 2. Gruppe (n = 9) durchschnittlich mit 13 Monaten (6–20 Monate). Im Alter von 24 Lebensmonaten wurde die Sprachentwicklung aller Kinder mit dem ELFRA-2 (Elternfragebögen für die Früherkennung von Risikokindern) (Grimm et al. 2019) überprüft und mit den vorliegenden Normdaten des Testverfahrens verglichen. Der Gruppenvergleich zwischen den hörgeschädigten Kindern und den Normwerten demonstrierte signifikante Unterschiede in allen Sprachentwicklungsbereichen (produktiver Wortschatz: p = 0.002; Syntax: p = 0.003; Morphologie: p < 0.001). Mit einem Höralter von 24 Monaten konnten keine signifikanten Unterschiede mehr zur Normgruppe nachgewiesen werden (produktiver Wortschatz: p = 0.335, Syntax: p = 0.965, Morphologie: p = 0.304). Die Autorin schließt daraus, dass die Kinder, die vor dem zweiten Lebensjahr implantiert wurden, mit einem Höralter von 24 Monaten ein Sprachproduktionslevel erreichen, welches dem guthörender Kinder gleichkommt. Wird das Lebensalter als Bezugsgröße herangezogen, so zeigt sich bei den CI-versorgten Kindern dieser Studie hingegen eine deutliche Sprachentwicklungsverzögerung.

In ihrer Vergleichsstudie untersuchten Fulcher et al. (2012) die Sprech- und Sprachentwicklung einer homogenen Gruppe von 45 früherkannten ($\leq$ 12 Monate) und 49 späterkannten (> 12 Monate bis < fünf Jahre) hörgeschädigten Kindern, indem sie prospektive und retrospektive Daten mischten. Alle Kinder nahmen an der gleichen auditiv-verbalen Intervention teil und wurden im Alter von drei, vier und fünf Jahren mit standardisierten Sprech- und Sprachtests untersucht. Die Ergebnisse zeigen, dass die früh implantierten Kinder unabhängig vom Schweregrad der Hörstörung signifikant bessere Ergebnisse zu allen Testzeitpunkten erreichten als die späterkannten Kinder. Im Alter von drei Jahren erreichten 93 % der frühdiagnostizierten Kinder altersentsprechende Normwerte im Bereich Sprechen, 90 % für den Bereich Sprachverstehen und 95 % für expressive und rezeptive Sprachleistungen. Mit zunehmendem Alter verbesserten sich die sprachlichen Leistungen dahin gehend, dass mit fünf Jahren 96 % für das Sprechen und 100 % für den Bereich der Sprache (rezeptiver und expressiver Wortschatz) erzielt wurden. Die Autoren schlussfolgern, dass der Großteil der Kinder mit einer Hörstörung unabhängig vom Schweregrad, aber ohne weitere zusätzliche Beeinträchtigungen bei frühzeitiger Diagnose und Hörsystemversorgung bis zu drei Monaten bzw. ggf. einer CI-Versorgung bis zum 18. Lebensmonat und einer frühen auditiv-verbalen Intervention mit sechs Monaten, mit drei Jahren in der Lage sind, altersentsprechende Normwerte in Sprech- und

Sprachtests zu erreichen. In einer belgischen Studie zeigte etwa die Hälfte der CI-versorgten Kinder altersgemäße sprachliche Fähigkeiten (Boons et al. 2013).

▶ Die Wortschatzentwicklung hörgeschädigter Kinder weist eine große Variabilität auf. Allgemein wirkt sich bei hochgradig hörgeschädigten Kindern eine frühe CI-Versorgung positiv auf die Wortschatzentwicklung aus (Nicholas und Geers 2013). Die bilaterale CI-Versorgung scheint zusätzliche Vorteile zu bringen (Sarant et al. 2014).

Einen eindeutigen Effekt für eine erfolgreiche Sprachentwicklung, der allein auf die frühe apparative Versorgung zurückzuführen ist, zeigen Studien nicht durchgängig (Bruijnzeel et al. 2016; Lund 2016).

In ihrer Metaanalyse sichtete Lund (2016) Studien zur frühen Wortschatzentwicklung CI-versorgter Kinder und deren Zusammenhang mit dem Implantationsalter. Von 754 gefundenen Studien erfüllten letztlich nur 12 Artikel die definierten Einschlusskriterien und wurden zusammen mit fünf weiteren Artikeln in die Analyse eingeschlossen. Die Ergebnisse zeigen, dass Kinder mit CI einen eingeschränkteren expressiven und rezeptiven Wortschatz aufweisen als guthörende Kinder. Es konnte kein signifikanter Zusammenhang mit dem Implantationsalter, der Tragedauer und dem chronologischen Alter beim Testen nachgewiesen werden. Die Ergebnisse dieser Analyse deuten darauf hin, dass nicht das Implantationsalter alleine ausschlaggebend für die frühe Wortschatzentwicklung hörgeschädigter Kinder zu sein scheint, sondern andere Faktoren eine zusätzliche Rolle spielen.

Andere Autoren betrachten hingegen eher andere Faktoren (Schweregrad der Hörstörung, nonverbale Intelligenz, sozioökonomischer Hintergrund, Sprachgebrauch im Elternhaus) als primär ausschlaggebend für den Spracherwerb nach einer CI-Versorgung (Geers et al. 2009; Szagun und Stumper 2010).

Kiese-Himmel und Ohlwein (2004) untersuchten den Einfluss des Schweregrads der peripheren Hörstörung auf den rezeptiven und produktiven Wortschatzumfang bei 12 bilateral sensorineural hörgeschädigten Kindern im Längsschnittverlauf. Das durchschnittliche Zeitfenster lag bei 25,8 Monaten (Standardabweichung (SD) 3,8). Die Hörstörung der Kinder wurde im Mittel mit 35,3 Monaten diagnostiziert und mit 35,8 (SD 10,0) Monaten mit Hörgeräten versorgt. Bei allen Kindern nahmen der rezeptive und produktive Wortschatz im Zeitverlauf signifikant zu. Die Kinder mit leichtgradigem Hörverlust (26–40 dB) erreichten zu jedem Testzeitpunkt altersgemäße lexikalische Leistungen. Die mittelgradig hörgeschädigten Kinder (41–70 dB) erreichten im Durchschnitt höhere Ergebniswerte als die hochgradig hörgeschädigten Kinder (71–90 dB). Zudem postulierten die Autorinnen, dass Kinder mit mittelgradigem Hörverlust im Zeitverlauf einen altersgemäßen Wortschatzumfang erreichen, wobei sich der rezeptive Wortschatz schneller der Norm angleicht als der produktive Wortschatz. Dabei können die produktiven Sprachfähigkeiten gleichwohl unterhalb der Norm liegen. Insgesamt scheint die rezeptive Wortschatzentwicklung einen Vorsprung gegenüber der Sprachproduktion zu haben. Kinder mit hochgradigem Hörverlust erreichten weder im rezeptiven noch im produktiven Bereich die Altersnorm guthörender Kinder. Eine statistisch signifikante Korrelation zwischen dem Schweregrad der Hörstörung und den semantisch-lexikalischen Leistungen konnte, bis auf eine Ausnahme zwischen zwei Testzeitpunkten, nicht nachgewiesen werden. Eine andere Studie derselben Forschergruppe (Kiese-Himmel und Ohlwein 2002) zeigte auf, dass auch mittelgradig hörgeschädigte Kinder keine altersentsprechenden Werte im Vergleich zu guthörenden Kindern erreichen können und dass die semantisch-lexikalische Entwicklung jener Kinder trotz der frühzeitigen Diagnose und Versorgung verzögert und eingeschränkt ist. In einer weiteren Studie verglichen Kiese–Himmel und Reeh (2006) die Wortschatzentwicklung von 27 Kindern mit leicht- bis hochgradiger Hörstörung mit altersnormierten Werten. Der Wortschatz lag im Durchschnitt unterhalb der Altersnorm. Im Gegensatz zu den hochgradig hörgeschädigten Kindern verbesserten sich die Kinder mit leicht- bis mittelgradiger Hörstörung deutlich im Verlauf des Spracherwerbs und erreichten letztlich altersgemäße Normwerte.

Auch Cleary (2009) beschreibt eine verzögerte Wortschatzentwicklung bei Kindern mit einem leicht- bis mittelgradigen Hörverlust. Durchschnittlich erreichten die Kinder mit 2 Jahren und 10 Monaten das 100–Wortstadium, wohingegen die Normgruppe bereits im Alter von einem Jahr und acht Monaten einen Wortschatz in diesem Umfang aufzeigte. Die Gruppe der Kinder mit hochgradigem Hörverlust konnten den Abstand zur Altersnorm nicht aufholen.

▷   Mit zunehmendem Schweregrad weichen die semantisch-lexikalischen Leistungen von Kindern mit peripherer Hörstörung häufig von der Altersnorm guthörender Kinder ab.

1.1.2   Sprachgebrauch im Elternhaus

Zudem steht der Faktor „Sprachgebrauch" im Elternhaus während der sensiblen Phase in den letzten Jahren zunehmend im Fokus der Spracherwerbsforschung. Einerseits werden die Notwendigkeit und Bedeutsamkeit der generellen auditiven

Stimulation durch das Angebot **kindgerechter Sprache (KGS)** hervorgehoben (Dettman et al. 2013; Nicholas und Geers 2013). Zum anderen betonen Autoren vermehrt, dass nicht allein die Quantität, sondern die Qualität der elterlichen Sprache wesentlich für einen erfolgreichen Lautspracherwerb bei Kindern mit Hörstörung ist (Szagun und Stumper 2012; Boons et al. 2012; Cruz et al. 2013; Yanbay et al. 2014; Ambrose et al. 2015).

Szagun und Stumper (2012) untersuchten neben dem Einfluss des Implantationsalters auch soziale Einflussfaktoren bei 25 Kindern, die zwischen sechs und 24 Lebensmonaten mit CI versorgt wurden. In regelmäßigen Zeitintervallen von 12, 18, 24 und 30 Monaten nach Implantation wurden der Wortschatz und die Grammatikentwicklung mit Elternfragbögen und Sprachaufnahmen überprüft. Die Auswertung zeigte einen schnellen Anstieg im Bereich Wortschatz und Grammatik bei den Kindern, die vor dem zweiten Geburtstag mit einem CI versorgt wurden. Eine statistische Signifikanz ließ sich jedoch nur zwischen dem Bildungsstand der Mutter und dem späteren Sprachentwicklungsstand des Kindes nachweisen. Yanbay et al. (2014) untersuchten 42 Kinder, die im Alter von 3;6 Jahren mit Cochlea-Implantaten versorgt wurden und in unterschiedliche Therapieprogramme involviert waren, um verschiedene Einflussfaktoren auf den kindlichen Spracherwerb zu untersuchen. Es wurden der rezeptive Wortschatz, das auditive Sprachverstehen und die expressive Sprache der Kinder mit standardisierten Tests untersucht. Mittels einer Skala wurde die Familienbeteiligung (family involvement) erfasst. Die Forschergruppe fand heraus, dass das sowohl das Diagnosealter, als auch die Familienbeteiligung (family involvement) signifikant mit den Sprachtestergebnissen korrelierten. Die Autoren fassen zusammen, dass früh diagnostizierte und mit CI versorgte Kinder, deren Umfeld eine hohe Beteiligung zeigte, unabhängig vom Kommunikationsansatz bessere Sprachtestergebnisse aufweisen als Kinder, deren Hörstörung spät erkannt wurde und mit geringer Beteiligung der Familie auszeichnete. Sie betonen damit die Notwendigkeit und hohe Bedeutung des elterlichen und familiären Einsatzes in der Unterstützung der betroffenen Kinder.

▶   Als Ursachen für die unterschiedlichen Entwicklungsverläufe werden demografische, medizinische und audiologische Faktoren angeführt. Der Zeitpunkt der apparativen Versorgung, die nonverbale Intelligenz des Kindes, der sozioökonomische Hintergrund und der Sprachstil, die an das Kind gerichtete Sprache, beeinflussen den Spracherwerb nach Cochlea-Implantation. Durch die Vielzahl der dargestellten Faktoren sind die intraindividuellen Verläufe der

Sprachentwicklung bei diesen Kindern mitunter variabel und eine Vorhersagbarkeit der sprachlichen Entwicklung eines Kindes mit CI kaum möglich (Cruz et al. 2013; Holt et al. 2013).

1.2   Wortlernen

In zahlreichen Studien wird immer wieder berichtet, dass die Kinder nach früher Cochlea-Implantation einen beschleunigten **Wortschatzerwerb** durchlaufen (Lund 2016; Han et al. 2015; Cuda et al. 2014; Rinaldi et al. 2013; Reichmuth et al. 2010). Cuda et al. (2014) untersuchten die Sprachentwicklung von 30 hochgradig bis an Taubheit grenzend schwerhöriger Kinder, die mit Cochlea-Implantaten versorgt waren. Die Autoren berichten von einem starken Wortschatzanstieg in den ersten Jahren nach Implantation. Im Alter von 36 Lebensmonaten lag die durchschnittliche Anzahl produzierter Wörter bei frühversorgten Kindern (< erstem Lebensjahr) bei 566.3, bei spätversorgten Kindern bei 355. Die Mean length of utterance (MLU) für frühimplantierte Kinder lag bei 8.3, bei den spätversorgten Kindern hingegen nur bei 4.2. Die Analyse der durchschnittlichen Satzkomplexität demonstrierte Werte von 82.3 % bei der Gruppe der früh- und 24.4 % bei den spätimplantierten Kindern. Die Kinder, die im ersten Lebensjahr mit CI versorgt wurden, zeigten im Alter von drei Jahren eine lebensaltersgemäße Sprachentwicklung, im Gegensatz dazu zeigten die Kinder, die im zweiten Lebensjahr implantiert wurden, eine Verzögerung von etwa neun Monaten auf (Cuda et al. 2014). Die Ergebnisse der Studie weisen damit einen hoch signifikanten und linearen Effekt des Implantationsalters auf die Sprachentwicklung nach. Dettman et al. (2016) schließen sich den genannten Ergebnissen an und postulieren damit die frühe Cochlea-Implantation als Bedingungsfaktor für den erfolgreichen Spracherwerb.

Nott et al. (2009a) verglichen die Wortschatzentwicklung hochgradig hörgeschädigter Kinder (n = 24) mit einer guthörendenden Kontrollgruppe (n = 26). Die Hälfte der Kinder wurde vor dem 12. Lebensmonat mit Cochlea-Implantaten versorgt. Die Autoren fanden heraus, dass die guthörenden Kinder die 50- und 100-Wortgrenze signifikant schneller erreichten als die Kinder mit Hörstörung. Spätversorgte Kinder (> 1;6–2;0 Jahre) produzierten die ersten Wörter im Schnitt erst mit 12,4–17,5 Monaten und die erreichten 100-Wortgrenze erst in einem durchschnittlichen Alter von 21,3–30,1 Monaten.

Lederberg und Spencer (2009) untersuchten den Zusammenhang der Modalität der Kommunikation (Gebärdensprache oder Lautsprache) und die Auswirkung auf das Wortschatzlernen. Die Forscher verglichen die das Wortlernen von 98

Kindern im Alter zwischen 27–82 Monaten und identifizierten basierend auf ihren Beobachtungen unterschiedliche Lerntypen, langsame „Wortelerner" und schnelle „Wortelerner". Insbesondere die Merkfähigkeit zum Erlernen neuer Wörter korrelierte signifikant mit der Wortschatzgröße. Diese Beobachtung bestätigte sich für alle Kinder, unabhängig von der Kommunikationsmodalität.

Walker und McGregor (2013) verglichen das Wortlernen von 24 Kindern mit Cochlea-Implantaten, die hinsichtlich des Alters mit 24 guthörenden Kindern gematched wurden und einer weiteren Gruppe von 23 Kindern, die hinsichtlich ihrer Wortschatzleistungen an die Gruppe angeglichen wurden. Alle Kinder durchliefen ein Worttraining und wurden unmittelbar vor und nach dem Training sowie mit einer zeitlichen Verzögerung von einem Tag hinsichtlich ihres Wortverstehens und der Wortproduktion überprüft. Die Ergebnisse bestätigen schlechtere fast-mapping- und Wortlernleistungen der CI-Kinder, insbesondere die Speicherung der neuen Wörter schien problematisch zu sein.

Reichmuth et al. 2010; Reichmuth 2017) erklären dieses Phänomen der **schnelleren Lernrate** mit einem kognitiven Entwicklungsvorsprung, den CI-versorgte Kinder zum Zeitpunkt der Implantation gegenüber guthörenden Kindern aufweisen. Lund (2016) betont, dass die Erwartungshaltung gegenüber CI-versorgten Kindern, eine schnellere Lernrate aufweisen zu müssen, eine besondere Herausforderung darstellt. Auf der anderen Seite weisen die Autoren darauf hin, dass diese Herausforderung von Kindern, die innerhalb der ersten zwei Lebensjahre (Hayes et al. 2009) implantiert wurden, leichter zu meistern sei als für spätversorgte Kinder.

Insgesamt wird eine schnellere Lernrate im Wortschatzerwerb mittlerweile als Prädiktor für eine günstige Sprachentwicklung interpretiert (Han et al. 2015). Eine verlangsamte oder verzögerte Wortschatzlernrate wird hingegen als Risikofaktor für die weitere Sprachentwicklung gewertet (Han et al. 2015; Geers et al. 2016). Han et al. (2015) sprechen in diesem Zusammenhang von sogenannten **„gap-closener"** und bezeichnen damit Kinder, denen ein Aufholen oder Annähern an Normwerte gleichaltriger guthörender Kinder gelingt. Kinder, bei denen sich die Lücke zwischen dem Höralter mit CI und dem Lebensalter immer weiter öffnet, werden als **„gap-opener"** bezeichnet. Geers und Kollegen (2016) nehmen dabei eine Unterscheidung zwischen langsamen Sprachlernern, die den Sprachrückstand noch aufholen können und Kindern mit anhaltendem Sprachrückstand vor, obgleich beide Gruppen zu einem sehr frühen Zeitpunkt noch nicht unterschieden werden können.

1.3   Erwerb von Wortklassen und -formen

Allgemein scheint sich die semantisch-lexikalische Entwicklung bei hörgeschädigten Kindern nicht nur im rezeptivem und produktivem Umfang eingeschränkt zu sein, sondern auch hinsichtlich des qualitativen Erwerbs von Wortklassen und -formen.

Über die Zusammensetzung des frühen Wortschatzes von Kindern mit CI ist bisher jedoch weniger bekannt. Szagun (2000) stellte fest, dass Kinder mit CI bei einem expressiven Wortschatz von $\geq$ 40 Wörtern mehr Inhaltswörter (Mittelwert $=$ 62 %) als Funktionswörter (Mittelwert $=$ 38 %) gebrauchen. Le Normand (2003) stellt fest, dass Kinder mit CI zwei Jahre nach der Erstaktivierung weniger Substantive, Adjektive, Verben (und ihre verschiedenen Formen), Pronomen und Adverbien produzierten als ihre guthörenden Altersgenossen. Drei Jahre nach Erstaktivierung produzierten sie immer noch weniger Adverbien und verschiedene Verbformen als ihre Altersgenossen mit gutem Hörvermögen. Obgleich sie eine relativ gute lexikalische Vielfalt (Typen) aufwiesen, war die Produktivität (Token) signifikant verringert. In einer weiteren Studie bestätigt Szagun (2001a) noch einmal, dass Kinder mit CI Verben und Nomen langsamer erwerben als guthörende Kinder. Der Erwerb von Adjektiven hingegen war in ihrer Studie nicht verzögert. Die Analyse der Spontansprache zeigte, dass der Gebrauch der Wortarten in beiden Probandengruppen vergleichbar war. Dabei wurden Adjektive von CI-Kindern sogar häufiger eingesetzt. Die Autorin erklärt diese Beobachtung einerseits durch die spezifischen Inhalte der Therapie (Adjektive, Farben etc.). Zum anderen könnte das höhere Lebensalter der Kinder mit CI ausschlaggebend sein, da die Kinder mit steigendem Alter kognitiv weiterentwickelt seien und die Inhalte der Therapie eine höhere Komplexität aufzuweisen vermögen.

Nott et al. (2009b) stellten dagegen fest, dass die Gesamtzusammensetzung des Ausdruckswortschatzes bei Kindern mit hochgradigem Hörverlust dem ihrer guthörenden Altersgenossen bei den Wortschatzgrößen 50 und 100 Wörtern ähnlich war. Eines der Kinder in ihrer Studie verwendete ein Hörgerät und 23 Kinder erhielten vor einem Alter von 2;6 Jahren Cochlea-Implantate. Bei Zugrundelegung des Wortschatzumfangs als Richtwert war die Gesamtzusammensetzung des Wortschatzes bei Kindern mit HG und guthörenden Gleichaltrigen vergleichbar. Den überwiegenden Anteil bildeten Substantive, gefolgt von Prädikaten und Paralexika (Interjektionen, Soziale Wörter, ja/nein). Trotz einer insgesamt ähnlichen Zusammensetzung war der Anteil an Substantiven, gebräuchlichen Substantiven und grammatikalischen Wortarten (einschließlich Pronomen) geringer und der Anteil an Prädikaten und onomatopoeischen Wörtern bei den

Kindern mit hochgradigem Hörverlust höher. Auch Kosaner et al. (2013) stellten bei Kindern mit CI (n = 17) und ihren guthörenden, nach Höralter gematchten Altersgenossen (n = 11) eine ähnliche Zusammensetzung des Gesamtvokabulars bei einer Wortschatzgröße von 100 Wörtern fest.

Välimaa et al. (2018) untersuchten den qualitativen Wortschatzerwerb von 20 bilateral CI-versorgten Kindern im ersten Jahr nach Erstaktivierung des Audioprozessors und schließen sich den ausgeführten Befunden an. Obgleich sich für alle Kinder ein quantitativer Wortschatzzuwachs verzeichnen ließ, berichtet die Forschergruppe von einem verminderten rezeptiven Wortschatz der CI-Kinder in den ersten 12 Monaten nach Erstaktivierung im Vergleich zur guthörenden Kontrollgruppe. Hinsichtlich des expressiven Wortschatzes erreichten 35 % der Kinder altersentsprechende Normwerte, 55 % lagen darunter. Bei der Betrachtung des qualitativen Wortschatzes wurde der höchste Anteil durch Nomen gebildet. Der Anteil an Verben lag unter 20 %, Funktionswörter und Adjektive lagen unter 10 % bei ein bis 400 Wörtern. Es wurde eine signifikante Korrelation zwischen dem Bildungsstand der Mutter, dem Resthörvermögen vor Implantation, Geschlecht, Tragedauer der CI und dem rezeptiven Wortschatz nachgewiesen. Zudem fand sich eine Korrelation zwischen der expressiven Wortschatzleistung und dem Resthörvermögen vor Implantation sowie der Tragedauer der CI.

In vier Teilstudien untersuchten Löfkvist et al. (2014) die verschiedenen Aspekte der semantisch-lexikalischen Fähigkeiten bei einer Gruppe sechs- bis neunjähriger Kinder mit Hörstörung. Insgesamt wurden 34 Kinder mit CI und 39 guthörende Kinder in die Studie eingeschlossen. Mittels einer umfangreichen Testbatterie wurden insbesondere die semantisch-lexikalischen Fähigkeiten und zudem non-verbale kognitive sowie phonologische und Lernfähigkeiten überprüft. Insgesamt zeigte sich, dass viele CI-Kinder im Alter von acht bis neun Jahren altersentsprechende Sprachfähigkeiten erreichten. In beiden Gruppen konnte beobachtet werden, dass das semantische Wissen sowie non-verbale kognitive Fähigkeiten das grammatische Satzverstehen vorhersagten. Die Ergebnisse decken sich mit den Befunden weiterer internationaler Studien (Marchman und Fernald 2008; Fernald und Marchman 2012).

Syntax und Morphologie 2

Syntaktisches Wissen meint die korrekte Verbindung von Worten zu Sätzen (Satzbau), während morphologisches Wissen über die Wortbildung umfasst, das bedeutsam für Pluralformen, Kasusmarkierungen und Verbflexionen (Grammatik) umfasst. Die wichtigsten grammatischen Regeln werden von guthörenden Kindern bereits bis zu einem Alter von etwa zweieinhalb bis drei Jahren erworben (Weissenborn 2000). Komplexe bzw. abstrakte grammatische Regeln werden jedoch z. T. erst sehr viel später, teilweise auch erst im Schulalter entwickelt (Motsch und Riehemann 2017) und auch bei Kindern ohne Hörbeeinträchtigung durch den **Einblick in die Orthografie** zusätzlich gefestigt. Eine wichtige Voraussetzung für den Erwerb grammatischen Wissens ist ein angemessener Wortschatz (Szagun 2001c; Grimm 2012).

2.1   Grammatikerwerb

Die Unterschiede im Grammatikerwerb sind schon bei guthörenden Kindern z. T. erheblich, wobei diese **Variabilität** durchaus normgerecht ist (Szagun 2007, 2012). Der Beginn der expressiven Grammatikentwicklung wird sichtbar durch den **Wortschatzspurt** (um den 18. Lebensmonat) und die ersten **Mehrwortkombinationen** (Zweiwortsätze um den 24. Lebensmonat) (Petermann et al. 2016).

Die Entwicklung syntaktisch-morphologischer Fähigkeiten verläuft bei guthörenden Kindern in den meisten Fällen mühelos, in alltäglicher Kommunikation und ohne ein spezifisches Training. Ein wichtiges Prinzip des Grammatikerwerbs ist die Verallgemeinerung eines gelernten Musters auf neue Situationen

© Der/die Herausgeber bzw. der/die Autor(en), exklusiv lizenziert durch   11
Springer Fachmedien Wiesbaden GmbH, ein Teil von Springer Nature 2020
V. Hoffmann und K. Schäfer, *Sprachentwicklung bei kindlichen Hörstörungen:
Wortschatz, Grammatik, Kommunikation und Stimme*, essentials,
https://doi.org/10.1007/978-3-658-31046-2_2

(Szagun 2012). Diese Entwicklung ist sowohl bei guthörenden als auch bei hörgeschädigten Kindern gleichermaßen zu beobachten.

Ein wesentlicher Unterschied in der syntaktisch-morphologischen Entwicklung hörgeschädigter Kinder besteht darin, dass die ankommenden Höreindrücke häufig **reduziert** sind und dass die Kinder Informationen aus der Umgebungssprache in vielen Fällen nicht so **beiläufig und ohne Anstrengung** aufnehmen können wie guthörende Kinder.

Der Erwerb syntaktisch-morphologischer Kompetenzen vollzieht sich grundsätzlich nicht isoliert, sondern eingebettet in andere sprachliche Fähigkeiten wie die **phonologische, semantische und pragmatische Entwicklung** (Motsch und Riehemann 2017). Bei grammatischen Defiziten kann es bei Kindern zu gravierenden Problemen in den Bereichen **Sprachverständnis, Schriftspracherwerb und Lese- und Textverständnis** kommen (von Suchodoletz 2007).

In einer Längsschnittstudie mit 22 CI-versorgten Kindern, die zwischen 1;2–3;10 Jahre implantiert wurden, konnte herausgestellt werden, dass die grammatische Entwicklung der Kinder im Vergleich zu einer Kontrollgruppe mit 22 guthörenden Kindern insgesamt **langsamer** verlief und noch **stärker variierte** als die Entwicklung der guthörenden Kinder (Szagun 2001b). Zwar erwarben einige Kinder grammatische Fähigkeiten ebenso schnell wie guthörende Kinder, andere Kinder aber waren deutlich langsamer oder erreichten im Zeitraum der mehr als dreijährigen Untersuchungen keinen Entwicklungsstand, der dem der guthörenden Kinder ansatzweise entsprach. Die Kinder hatten alle einen IQ im Normbereich und wuchsen in monolingual Deutsch sprechenden Familien auf.

Eine erfolgreiche Hör- und Sprachentwicklung kann also bei einer Cochlea-Implantation grundsätzlich nicht sicher vorausgesagt werden, auch nicht bei ähnlichen Voraussetzungen der Kinder (Mikolajczak et al. 2013).

Kinder, die mit Cochlea-Implantaten versorgt wurden, zeigen häufig eine vergleichbare Grammatikentwicklung zu guthörenden Kindern (Szagun 2012). Es fällt ihnen jedoch schwerer, **unbetonte Wortendungen** wahrzunehmen, wie z. B. bei bestimmten oder unbestimmten Artikeln („den", „dem", „einen", „einem"), sodass sie häufiger **falsche Artikel** (ebd., Häußinger 2017, Streicher 2011) oder allgemeine **default- bzw. Protoformen** (z. B. „de" für alle Artikel) verwenden. **Verbmarkierungen** fallen Kindern mit Cochlea-Implantat offenbar leichter (Szagun 2007). Bei **Pluralformen** lassen die Kinder die Markierung am Nomen häufiger aus (z. B. „die Pferd" anstatt „die Pferde") und produzieren auch mehr Fehler bei **Kasusmarkierungen im Akkusativ und Dativ** als guthörende Kinder.

In einer Studie mit einer Stichprobe von 31 CI-versorgten Kindern, die mit dem Grammatikverständnis-Test TROG-D (Test zur Überprüfung des Grammatikverständnisses) (Fox 2016) getestet wurden, konnte herausgestellt werden, dass die **frühimplantierten Kinder einen geringeren Entwicklungsrückstand** in der Grammatikentwicklung aufwiesen als die später versorgten Kinder (Kühn et al. 2012). Zu ähnlichen Ergebnissen kam eine andere Untersuchung mit vier monolingual Deutsch sprechenden, CI-versorgten Kindern im Alter von 2;3 bis 5;2 Jahren. Die Testungen mit den Testverfahren SETK (Sprachentwicklungstest für Kinder) (Grimm 2016a, b), AWST-R (Aktiver Wortschatztest für drei- bis fünfjährige Kinder-Revision) (Kiese-Himmel 2005) und TROG-D ergaben, dass Kinder, die vor dem ersten Geburtstag mit einem Cochlea-Implantat versorgt wurden, im Verlauf ihrer weiteren Entwicklung häufig ein **vergleichbares Niveau erreichen wie guthörende gleichaltrige Kinder** (May-Mederake und Shehata-Dieler 2013).

Jedoch gibt es auch immer wieder Kinder, die die Entwicklungsrückstände in der grammatischen Entwicklung nicht zeitgerecht aufholen, trotz vergleichbarer Voraussetzungen (Szagun 2012; Inscoe et al. 2009). Bei einigen Kindern kommt es nicht nur zu einer Verzögerung der Grammatikentwicklung, sondern zu einem gänzlich **atypischen Entwicklungsprofil** (Duchesne et al. 2009).

Ein häufiger Unterschied, der in den Studien auffällt, ist die Frage, ob CI-versorgte Kinder hinsichtlich ihres **Lebensalters (d. h. chronologisches Alter)** oder ihres **Höralters** mit einer Kontrollgruppe verglichen werden sollten. Wird das Höralter als Kriterium herangezogen, so zeigen auch ältere hörgeschädigte Kinder häufig vergleichbare Ergebnisse zu gleichaltrigen guthörenden Kindern (Häußinger 2017).

Dennoch bleiben der **frühe Versorgungszeitpunkt, die frühe Hör- und Sprachförderung und die Einbindung des Elternhauses** wichtige Prädiktoren für die Sprach- und Grammatikentwicklung (Moeller 2000; Hintermair und Sarimski 2016). Eine späte Versorgung und zugleich geringe Einbindung der Familie korrelieren deutlich mit geringeren Outcomes der Kinder in der Hör- und Sprachentwicklung.

Die in den Studien untersuchten Kinder stammten häufig aus monolingual Deutsch sprechenden Elternhäusern, hatten einen IQ im Normbereich und darüber hinaus motivierte Eltern, die Interesse hatten, an den Studien teilzunehmen. Kinder mit **anderen bzw. heterogenen Voraussetzungen** (z. B. Kinder mit mehrsprachigem Hintergrund, Kinder mit Zusatzbeeinträchtigungen, Kinder aus Elternhäusern mit einem niedrigen sozioökonomischen Status) werden deutlich seltener in randomisiert-kontrollierte Studien eingebunden.

In vielen Untersuchungen konnte ein Zusammenhang zwischen dem **Bildungsstand der Eltern** (zumeist Mutter) und der Sprachentwicklung der Kinder beobachtet werden. Familien mit einem hohen Bildungsstand unterbreiten ihren Kindern ein inhaltlich und grammatisch reichhaltiges Sprachangebot, sodass die Kinder häufig größere Fortschritte machen als Kinder aus Familien mit einem geringeren Bildungsniveau (Duchesne et al. 2009).

Ein wesentlicher positiver Vorhersagefaktor für den Grammatikerwerb ist die **Kapazität des phonologischen Arbeitsgedächtnisses** (Diller und Graser 2005). Auch die **Erkennung prosodischer Einheiten und sprachlicher Muster** (z. B. hinsichtlich Rhythmus, Wortbetonung) ist eine wichtige Voraussetzung für die Analyse grammatischer Informationen (Weissenborn 2000).

Pragmatik und Kommunikation 3

Der Blickwinkel auf pragmatisch-kommunikative Kompetenzen ist je nach Fachdisziplin sehr unterschiedlich (z. B. Psychologie, Linguistik) (Achhammer et al. 2016). Unbestritten ist jedoch, dass pragmatische Fähigkeiten in alltäglichen Interaktionssituationen eine ausgesprochen wichtige Rolle spielen und dass ihre Beeinträchtigung oder ihr Fehlen große Irritationen bei Gesprächspartnern auslösen kann.

3.1 Zur Bedeutung pragmatischer Fähigkeiten für die Kommunikation

In einem weiteren Verständnis von Pragmatik entwickelt sich diese Sprachebene als erste bei Kindern, sodass sie wie eine **Lokomotive** die anderen Wagen Phonetik/Phonologie, Lexikon/Semantik und Syntax/Morphologie hinter sich herzieht (Nonn 2014). Die Energie bezieht die Lokomotive aus ihrem Kohlewagen, der **intrinsischen Motivation** einer jeden Person zur Kooperation und Kommunikation mit anderen Menschen („Wir-Intentionalität").

Wichtige Vorläuferfähigkeiten für pragmatisch-kommunikatives Handeln aufseiten des Kindes sind die Entwicklung **sozial-kognitiver Fähigkeiten** und das **lustvolle Erleben vorsprachlicher Kommunikation,** z. B. in Form von Protodialogen. Hier kommen auch die Fähigkeiten des Turn-takings und der Joint Attention ins Spiel.

© Der/die Herausgeber bzw. der/die Autor(en), exklusiv lizenziert durch Springer Fachmedien Wiesbaden GmbH, ein Teil von Springer Nature 2020
V. Hoffmann und K. Schäfer, *Sprachentwicklung bei kindlichen Hörstörungen: Wortschatz, Grammatik, Kommunikation und Stimme,* essentials,
https://doi.org/10.1007/978-3-658-31046-2_3

Zu den sprachlichen Dimensionen von Pragmatik gehören u. a. (Achhammer et al. 2016)

- direkte und indirekte Sprechakte, d. h. wörtliche Äußerungen und Äußerungen, in denen der Sprecher seine Absicht nicht direkt oder offen zum Ausdruck bringt.
- Implikaturen, d. h. dass nicht alles Gemeinte auch tatsächlich ausgesprochen wird und der Hörer/die Hörerin Rückschlüsse aus dem Gesagten ziehen muss.
- Turn-taking, d. h. dass ein Sprecherwechsel vorgenommen werden kann.
- Reparaturen, d. h. dass Verständnisschwierigkeiten in einer Kommunikation durch beide Partner behoben werden können.
- kulturspezifische Höflichkeit, z. B. andere grüßen, sich bedanken etc.
- Ironie, Witz, Humor, z. B. Metaphern.
- Narrative Fähigkeiten (Kohärenz und Kohäsion), d. h. etwas inhaltlich zusammenhängend erzählen können.
- Präsupposition, d. h. das Wissen der sprechenden Person über gemeinsames oder unterschiedliches Hintergrundwissen.
- Weltwissen, z. B. Fragen aufgrund neuer und früherer Informationen beantworten, sich eine Meinung bilden.

3.2   Sozial-kognitive Fähigkeiten (Theory of Mind)

▷ Theory of Mind (ToM) – Der Begriff Theory of Mind beschreibt alltagspsychologische Konzepte, die es den Menschen ermöglichen, sich selbst und anderen Personen mentale Zustände, Wahrnehmungen, Gedanken, Gefühle und Absichten zuzuschreiben, und zu verstehen, dass diese mentalen Zustände für das Verhalten einer Person in einer bestimmten Situation handlungsleitend sind. Die Fähigkeit, sich in die Gedanken Überzeugungen, Absichten und Gefühle anderer hineinzuversetzen (Astington 2000), ermöglicht es, das eigene und fremde Verhalten zu erklären, zu interpretieren oder vorherzusagen (Kristen et al. 2012).

3.3 Entwicklung der Theory of Mind

Die ToM-Entwicklung vollzieht sich stufenweise mit zunehmendem Alter. Nach Perner (1991) können in der Entwicklung des Repräsentationsverständnisses drei Stadien unterschieden werden:

3.3.1 Säuglingsalter

Die **Joint Attention** und der **trianguläre Blickkontakt** sind wesentliche Entwicklungsschritte frühkindlicher sozialer Interaktion und Kommunikation. Beide Fähigkeiten ermöglichen es dem Kind und der jeweiligen Bezugsperson, gleichzeitig das gleiche Objekt zu betrachten und darüber zu kommunizieren (Zollinger 2009).

3.3.2 Alter ab 18 Monaten bis zu drei Jahren

Ab einem Alter von 18 Monaten können Kleinkinder neben primären auch **sekundäre Repräsentationen** bilden (Suddendorf 1999). Dies befähigt sie dazu, sich von der gegenwärtigen Wahrnehmung zu lösen und vergangene, zukünftige und hypothetische Situationen sowie mentale Zustände anderer Personen zu repräsentieren. Zu diesem Zeitpunkt beginnen Kinder mit dem **Symbolspiel.** Sie erfinden fiktive Objekte, Personen und Handlungen, die sie von der Realität unterscheiden. Hält ein Kind einen Kochlöffel ans Ohr und spricht hinein wie in einen Telefonhörer, spielt es Telefonieren. Die Kinder übertragen die primäre Repräsentation des Telefonhörers auf das Referenzobjekt (in diesem Fall der Kochlöffel) und entkoppeln dieses damit von seiner ursprünglichen Bedeutung (Decoupling) (Leslie 1987).

Ebenfalls mit etwa 18 Monaten lernen Kinder, zwischen eigenen und fremden **Wünschen** und Handlungszielen zu differenzieren. Signalisiert eine Versuchsperson ein deutliches Interesse für Gemüse, obgleich sie selbst lieber Süßigkeiten essen, so reichen sie der Versuchsperson den Teller mit Gemüse. Sie sind damit in der Lage, die Wünsche des anderen zu verstehen und von den eigenen Wünschen abzugrenzen (Repacholi und Gopnik 1997). Zudem steigt der aktive Gebrauch **mentalisierender Begriffe** zur Äußerung der eigenen Wünsche und Bedürfnisse während des dritten Lebensjahres deutlich an (Bartsch und Wellman 1995).

Im Alter von etwa 36 Monaten erkennen Kinder, dass sich das eigene und das **Wissen** anderer Personen unterscheiden kann. Sie begreifen, dass das Wissen über den Inhalt eines Behälters davon abhängt, ob die Person in den Behälter geschaut hat oder nicht. Eine Person, die nicht in den Behälter geschaut hat, kann den Inhalt nur aufgrund verschiedener Hinweise **vermuten** (Pratt und Bryant 1990).

3.3.3 Alter ab dem vierten Lebensjahr

Im Alter von etwa vier Jahren macht die ToM-Entwicklung einen großen Fortschritt: Die Kinder begreifen, dass Menschen nach ihren Überzeugungen handeln und dass diese **Überzeugungen falsch** sein können. Die entwickeln ein Verständnis dafür, dass die **falschen Überzeugungen (false belief)** anderer Personen handlungsleitend sein können, auch wenn sie von der Realität abweichen und nicht zielführend sind (Woolfe et al. 2002). Dies gelingt, indem das Kind zwischen den eigenen mentalen Zuständen und Überzeugungen und denen einer anderen Person unterscheidet.

> ► Die Fähigkeit, Überzeugungen angemessen einschätzen zu können, zeigen etwa 50 % der guthörenden Kinder zwischen dem vierten und sechsten Lebensjahr und ca. 90 % im Alter zwischen sechs und neun Jahren (Silbereisen und Ahnert 2002).

3.4 Zusammenhang von Theory of Mind und Sprache

Eine Langzeitstudie von Ruffman et al. (2002) untersuchte die Sprache von guthörenden Kindern und deren Müttern, indem die Mütter mit Kindern über bestimmte Fotos sprechen sollten. In diesem Zusammenhang wurden die Äußerungen über mentale Zustände (mental state und non-mental state utterances) erfasst. Die Studie bestätigte, dass die **mental state utterances** der Mütter mit mental state utterances der Kinder und deren späteren ToM-Leistungen korrelierten. Ebenso bestätigen Astington und Jenkins (1999) einen engen, aber vor allem **richtungsweisenden Zusammenhang** zwischen der ToM-Entwicklung und der Entwicklung von Sprachkompetenz bei hörenden Vorschulkindern. Sie betonen, dass die Sprachkompetenz als **Prädiktor** für die ToM gilt, nicht aber umgekehrt.

Auf sprachlicher Ebene werden sowohl **semantisch-lexikalische** Fähigkeiten als auch **syntaktische Kompetenzen (Komplementsätze)** als notwendig für die Bewältigung verschiedener ToM-Aufgaben betrachtet (Peterson und Siegal 2000). Gängler et al. (2012) wiesen in ihrer Studie mit guthörenden und hörgeschädigten Kindern einen hoch signifikanten Zusammenhang zwischen Satzkomplementen und False-Belief-Leistungen nach, wobei sich dieser Zusammenhang vor allem bei den hörgeschädigten Kindern zeigte.

Aufgrund der Verzögerungen in der Sprachentwicklung und der häufig niedrigeren Sprachkompetenz sowohl in Laut- als auch Gebärdensprache ist anzunehmen, dass bei Kindern mit peripherer Hörstörung auch der Erwerb kommunikativ-pragmatischer Fähigkeiten im Vergleich zu guthörenden gleichaltrigen Kindern verzögert ist. Der Blick auf den akteuellen Forschungsstand bestätigt eine deutliche Verzögerung in der Entwicklung kommunikativ-pragmatischer Fähigkeiten (insbesondere Theory of Mind) bei hörgeschädigten Kindern. Nach Spencer (2010) können hörgeschädigte Kinder die meisten Aufgaben, die zur Erfassung der Theory of Mind verwendet werden, erst im Alter von sieben Jahren lösen, teils erst im Alter von 11 Jahren, wohingegen guthörende Kinder die erfragten sozial-kognitiven Fähigkeiten bereits im Schnitt zwischen vier und sechs Jahren erwerben (Hoffmann und Hintermair 2019). Weitere Ausführungen zu Auffälligkeiten in der Entwicklung kommunikativ-pragmatischer Fähigkeiten bei Kindern mit peripherer Hörstörung finden sich im Buch von Hoffmann und Schäfer (2020).

Funktionsbereiche der Stimme 4

Die stimmlichen Charakteristika hörgeschädigter Kinder werden in der Literatur hinsichtlich folgender Faktoren beschrieben: Hypernasaler Stimmklang, rückverlagerte Lautbildung, geringe Resonanz, hohe Sprechanstrengung, gesteigerte Grundfrequenz (hochfrequente Sprechstimmlage), veränderter Atemrhythmus, übermäßige Stimmvariationen (Baudonck et al. 2011; Mahmoudi et al. 2011; Hocevar-Boltezar et al. 2005).

4.1 Studien zur Stimmgebung bei hörgeschädigten Kindern

In der Forschung wurden verschiedene Methoden angewendet, um die Auswirkungen einer Hörstörung auf stimmliche Parameter zu beschreiben.

Eberhard (2002) untersuchte die Änderungen in der Produktion von drei isolierten Hauptvokalen /a/, /u/ und /i/ bei 13 prälingual gehörlosen Kindern und 12 postlingual gehörlosen Erwachsenen zu den Zeitpunkten vor sowie sechs und 12 Monate nach der Cochlea-Implantation. Zur Bewertung der akustischen Eigenschaften vor und nach CI wurde die Fläche des Vokaldreiecks verwendet. Die Ergebnisse belegen, dass das Vokaldreieck ein sensitiver Indikator für die Veränderungen der Vokalproduktion nach CI ist. In einer anderen Studie (Boltezar 2008) produzierten 31 prälingual gehörlose Kinder einen isolierten Vokal /a/ vor der Cochlea-Implanation und sechs, 12, 24 Monate danach. Im Gegensatz zu den vorherigen Studien konnte diese Forschungsarbeit postoperativ keine Verringerung der Grundfrequenz f_0 nachweisen. Die Ergebnisse dieser Studie deuten darauf hin, dass die CI-Versorgung den Kindern ermöglicht, die Grundfrequenz

© Der/die Herausgeber bzw. der/die Autor(en), exklusiv lizenziert durch 21
Springer Fachmedien Wiesbaden GmbH, ein Teil von Springer Nature 2020
V. Hoffmann und K. Schäfer, *Sprachentwicklung bei kindlichen Hörstörungen: Wortschatz, Grammatik, Kommunikation und Stimme*, essentials,
https://doi.org/10.1007/978-3-658-31046-2_4

und die Lautstärke der Stimme besser zu regulieren. An der Studie von Perrin (1999) nahmen zwei japanische Kinder mit CI teil. Ihre Stimmproduktionen wurden monatlich aufgezeichnet und die ersten beiden Formanten zum Vergleich mit den Formanten ihrer Mütter extrahiert. Es wurde berichtet, dass ihr F1-F2-Dreieck ein Jahr nach Implantation sehr ähnlich zu dem ihrer Mütter war. Eine ähnliche Studie wurde an Kindern durchgeführt, die Hörgeräte nutzen (ebd.). Die Ergebnisse zeigten, dass sich die Formanten der hörgeschädigten Kinder 12 Monate nach der ersten Studie denen ihrer Mütter anglichen, wobei die Ähnlichkeit der kindlichen und mütterlichen Formanten bei Kindern mit CI stärker ausgeprägt war als bei Kindern mit Hörgeräten. Hocevar-Boltezar et al. (2005) untersuchten eine Gruppe von vier CI-versorgten Kindern und verglichen stimmliche Parameter mit denen einer guthörenden Kontrollgruppe. Die Kinder lasen einen Absatz aus einem französischen Standardtext. Die Sprachproben wurden unter Verwendung der subjektiven Stimmparameter Lautstärke, Tonhöhenstörung, Sprachfluss und Unterbrechungen im Sprechfluss beurteilt. Zusätzlich wurden die objektiven Parameter Grundfrequenz, Formantenfrequenzen und Vokaldauer extrahiert. Die Ergebnisse zeigten an, dass sich die Schallintensität zwischen beiden Gruppen unterschied. Auch die Formantenfrequenzen der CI-versorgten Kinder unterschieden sich von denen in der Kontrollgruppe, aber dieser Unterschied war nicht signifikant. Die subjektiven Parameter zeigten keinen signifikanten Unterschied zwischen den Gruppen, dennoch konnte eine Korrelation zwischen objektiven und subjektiven Parametern nachgewiesen werden.

4.2 Vergleich der Stimmqualität von Kindern mit und ohne periphere Hörstörung

Baudonck et al. (2011) untersuchten die objektive Stimmqualität von durchschnittlich 9 Jahre alten Kindern mit hochgradigem beziehungsweise an Taubheit grenzendem Hörverlust, die entweder mit CI (n = 36) oder Hörgeräten (n = 25) versorgt waren und verglichen sie mit einer Gruppe von 25 guthörenden Kindern, die hinsichtlich ihres Alters an die Experimentalgruppe angepasst waren. Die objektive Stimmqualität wurde mit dem Dysphonie-Schweregrad-Index (dysphonia severity index, DSI) erfasst. Mittels der GRBAS (Grade, Rough, Breathy, Asthenic, Strained)-Skala wurde die subjektive Stimmqualität eingestuft. Die mit dem DSI gemessene Stimmqualität der CI-Kinder betrug +1,8, entsprechend einem DSI von 68 %, und lag damit 2 % über der Normalitätsgrenze. Die Stimme war durch einen sehr geringen Grad an Heiserkeit, Rauheit, gespannter Phonation und höheren Tonhöhen und Intensitätsniveaus gekenn-zeichnet. Es wurden keine signifikanten objektiven Stimmqualitätsunterschiede zwischen den Stimmen der CI-Kinder, HG-Kindern und der Kontrollgruppe nachgewiesen. Die Autoren betonen die hohe Bedeutung der Verbesserung der belasteten Stimmqualität hörgeschädigter Kinder und die Verwendung einer niedrigeren Tonhöhe und eines niedrigeren Intensitätsniveaus.

Wang et al. (2017) untersuchten 30 prälingual ertaubte Kinder, die im Alter zwischen vier bis sechs Jahren unilateral mit CI versorgt wurden und verglichen unterschiedliche Parameter der Stimmgebung (akustisch, aerodynamisch, Vokal-formanten) mit denen einer guthörenden, altersgematchten Kontrollgruppe in regelmäßigen Zeitabständen (ein, drei, sechs, 12 und 24 Monate) nach der Implantation. Alle akustischen Parameter, aerodynamische Parameter und Vokal-formanten zeigten signifikante Unterschiede zwischen CI-versorgten und gut-hörenden Kindern. Die Auffälligkeiten in den untersuchten Parametern nahmen nach CI-Versorgung bei allen prälingual ertaubten Kindern ab. Darüber hinaus wurden die akustischen Parameter Jitter (Schwankung der Grundfrequenz (F0) von einer akustischen Welle zur nächsten) und Shimmer (Lautstärkeschwankung von einer akustischen Welle zur nächsten) (Brockmann-Bauser und Bohlender 2014) bereits nach sechs Monaten signifikant reduziert, während sich die Grund-frequenz, die Standardabweichung der Grundfrequenz und der geschätzte sub-glottale Druck 12 Monate nach der Implantation signifikant veränderten. Es wurden jedoch keine statistisch signifikanten Unterschiede in diesen Parametern zwischen 12 und 24 Monate nach der Cochlea-Implantation beobachtet.

▶   Die Autoren führen die verbesserte Stimmgebung auf die durch die
    CI-Versorgung ermöglichte audio-phonatorische Kontrolle zurück
    (Wang et al. 2017).

Eine slowenische Studie verglich unterschiedliche Stimmparameter von 31 prälingual ertaubten Kindern, die im Alter von 2,5–13 Jahren mit Cochlea-Implantaten versorgt wurden (Hocevar-Boltezar et al. 2005). Es fanden sich signifikante Unterschiede in den stimmlichen Parametern Jitter (p = 0.006) und Shimmer (p = 0.021) zwischen Kindern, die vor bzw. nach dem vierten Lebensjahr implantiert wurden. Die Autoren schlussfolgern, dass die bis zum vierten Lebensjahr implantierten Kinder ihre Stimmgebung durch die audio-phonatorische Rückkopplung schneller kontrollieren konnten als die spät-implantierten Kinder.

De Souza et al. (2012) verglichen in ihrer Querschnittstudie die stimmlichen Parameter von 36 Kindern mit Cochlea-Implantat im Alter zwischen 3;5 und

5;9 Jahren mit 25 guthörenden Kindern im Alter zwischen 3;11 und 6;6 Jahren. Zur akustischen Analyse wurden Tonaufnahmen der des anhaltenden Vokals /a/ und der Spontansprache mit dem PRAAT Programm durchgeführt. Die für den Dauervokal analysierten Parameter waren der Mittelwert der Grundfrequenz, Jitter, Schimmer und das Harmonie-Rausch-Verhältnis (HNR). Für die Spontansprache wurden die minimale und maximale Frequenz sowie die Anzahl der Halbtöne extrahiert. Die Wahrnehmungsanalyse des Sprachmaterials wurde unter Verwendung von visuell-analogen Skalen mit 100 Punkten analysiert, wobei die Aspekte in Bezug auf den Gesamtschweregrad der Stimmabweichung, Rauheit, Atmung, Belastung, Tonhöhe, Lautstärke und Resonanzabweichung und Instabilität zusammengestellt wurden. Dieser letzte Parameter wurde nur für den anhaltenden Vokal analysiert.

▶ Die Ergebnisse zeigten, dass die Mehrheit der analysierten Stimmparameter der CI-Kinder ähnliche Werte aufwiesen wie die Gruppe der Kinder mit unbeeinträchtigtem Hörvermögen. Die Autoren untermauern die Bedeutung einer stimmlichen Rehabilitation und Nachsorge CI-versorgter Kinder (De Souza et al. 2012). Während ältere Studien vielfältige stimmliche Auffälligkeiten erfassten, finden neuere Studien diese so nicht mehr. Jene Erkenntnisse sind u. a. auf den früheren Zeitpunkt der Diagnose sowie auf den Fortschritt der Implantattechnologie und verbesserte Sprachkodierungsstrategien zurückzuführen.

4.3 Zusammenhang zwischen Stimmqualität hörgeschädigter Kinder und apparativer Versorgung

In ihrer Studie untersuchten Valero et al. (2010) den Zusammenhang zwischen der Stimmqualität hörgeschädigter Kinder und der jeweiligen apparativen Versorgung. An ihrer Studie nahmen n = 62 Kinder mit hochgradigem Hörverlust und einem durchschnittlichen Alter von 7;4 Jahren teil, die mit verschiedenen Arten von Hörsystemen (analoge/digitale Hörgeräte oder CI) versorgt waren. Die Stimmqualität wurde anhand der Produktion des anhaltenden Vokals/a:/ unter Berücksichtigung der Grundfrequenz $F_{(0)}$ -, Jitter-, Schimmer- und NHR-Werten bewertet. Die Ergebnisse wurden mit denen einer Kontrollgruppe guthörender Kinder verglichen (n = 54). Die Versuchsgruppe zeigte veränderte Sprachqualitätsparameter. Insbesondere die Grundfrequenz $F_{(0)}$ (294,079 Hz) und Schimmer (0,568 dB) zeigten statistisch signifikante Abweichungen von der Kontrollgruppe (p <0,001). In Bezug auf Jitter (1,474 %) waren die Unterschiede geringer. Insgesamt belegt der Gruppenvergleich zwar, dass sich die stimmlichen Parameter der hörgeschädigten und der guthörenden Kinder nicht in allen Bereichen gravierend unterschieden, jedoch vermerken die Autoren, dass der Grad des Hörverlusts und die Art der apparativen Versorgung die Parameter der Stimmqualität gehörloser Kinder in hohem Maße bestimmen. Jene Kinder, die eine digitale Verstärkung erfuhren, wiesen insgesamt bessere Sprachqualitätswerte auf: $F_{(0)}$ (265,50 z), Jitter (1,009 %) und Schimmer (0,486 dB); wohingegen Kinder mit CI ($F_{(0)}$ (287,93 z), Jitter (1,344 %) und Schimmer (0,526 dB)) und insbesondere Benutzer von analogen Hörgeräten ($F_{(0)}$ (323,80 z), Jitter (1,999 %) und Schimmer (0,687 dB)) signifikant schlechtere Werte zeigten als die guthörende Kontrollgruppe.

▶   Die Autoren schlussfolgern, dass es bei der Untersuchung der Stimmqualität hörgeschädigter Kinder sehr wichtig ist, Informationen sowohl über den Grad des Hörverlusts als auch über die Art der der hörtechnischen Versorgung zu berücksichtigen (Valero et al. 2010).

Was Sie aus diesem *essential* mitnehmen können

Die Wortschatzentwicklung verläuft bei hörgeschädigten Kindern sehr unterschiedlich und ist stark abhängig von dem Angebot, das den Kindern unterbreitet wird.

Die Entwicklung grammatischer Fähigkeiten ist ebenfalls ausgesprochen variabel und wird sowohl durch die Hörstörung an sich, aber wiederum auch durch äußere Faktoren beeinflusst.

Die Sprachkompetenz hörgeschädigter Kinder ist ein Prädiktor für die Entwicklung der sogenannten Theory of Mind, die Teil der pragmatisch-kommunikativen Entwicklung ist und z. B. dabei hilft, sich in andere Menschen hineinzuversetzen und deren Motive in der Kommunikation zu erkennen und zu interpretieren.

Die Stimmgebung hörgeschädigter Kinder unterscheidet sich heute nicht mehr zwangsläufig so stark von der Stimmgebung guthörender Kinder wie noch vor einigen Jahrzehnten. Dies ist der stetigen Weiterentwicklung und Verbesserung der technischen Hörhilfen geschuldet.

Es muss beachtet werden, dass bei hörgeschädigten Kindern insgesamt die Fähigkeit des beiläufigen Lernens („incidental learning") beeinträchtigt ist, da die Kinder viele Aspekte nicht einfach wie guthörende Kinder nebenbei über den Hörsinn aufnehmen können. Es bedarf daher in vielen Fällen einer bewussten Förderung in den o. g. Bereichen.

Es existieren deutlich mehr Studien im Kontext von Cochlea-Implantat-versorgten Kindern, da deren Voraussetzungen hinsichtlich Grad des Hörverlusts und Versorgungszeitpunkt häufig besser miteinander vergleichbar sind als bei Kindern mit einer Hörgeräteversorgung. Dies stellt jedoch eine Lücke in der derzeitigen Forschung dar, da diese sich mittlerweile stark auf CI-versorgte Kinder fokussiert.

V. Hoffmann und K. Schäfer, *Sprachentwicklung bei kindlichen Hörstörungen:
Wortschatz, Grammatik, Kommunikation und Stimme*, essentials,
https://doi.org/10.1007/978-3-658-31046-2

Literatur

Achhammer B, Büttner J, Sallat S, Spreer M (2016) Pragmatische Störungen im Kindes- und Erwachsenenalter. Thieme, Stuttgart

Ambrose SE, Unflat-Berry LM, Walker EA, Oleson JJ, Moeller MP (2015) Quantity and quality of caregivers' linguistic input to 18-month and 3-year-old children who are hard of hearing. In: Ear & Hearing 36 (1): 48–59

Astington JW, Jenkins JM (1999) A longitudinal study of the relation between language and theory-of-mind development. In: Developmental Psychology Journal 5: 1311–1320

Astington JW (2000) Wie Kinder das Denken entdecken. Reinhardt, München

Baudonck N, D'haeseleer E, Dhooge I, Van Lierde K (2011) Objective vocal quality in children using cochlear implants: a multiparameter approach. In: Journal of Voice 25: 683–691

Bartsch K, Wellman HM (1995) Children talk about the mind. Oxford University Press, London

Boltezar I (2008) The influence of cochlear implantation on vowel Articulation. In: The European Journal of Medicine 8: 228–233

Boons T, Brokx JP, Dhooge I, Frijns JH, Peeraer L, Vermeulen A, Wouters J, van Wieringen A (2012) Predictors of spoken language development following pediatric cochlear implantation. In: Ear & Hearing 33: 617–639

Boons T, De Raeve L, Langereis M, Peeraern L, Wouters J, van Wieringen A (2013) Expressive vocabulary, morphology, syntax and narrative skills in profoundly deaf children after early cochlear implantation. In: Research in Developmental Disabilities 34 (6): 2008–2022

Brockmann-Bauser M, Bohlender JE (2014) Praktische Stimmdiagnostik. Thieme, Stuttgart

Bruijnzeel H, Ziylan F, Stegeman I, Topsakal V, Grolman W (2016) A systematic review to define the speech and language benefit of early (<12 months) pediatric cochlear implantation. In: Audiology and Neuro-otology 21: 113–126

Cleary M (2009) Language Disorders in Children with Hearing Impairment. In: Schwartz RG (Hrsg.): Handbook of Child Language Disorders. Psychology Press, New York, East Sussex: 90–114

Colletti L, Mandala M, Colletti V (2012) Cochlear Implants in Children Younger Than 6 Months. In: Otolaryngology Head and Neck Surgery: Official Journal of American Academy Of Otolaryngology Head And Neck Surgery 147 (1): 139–146

Cruz I, Quittner AL, Marker C, Desjardin JL (2013) Identification of Effective Strategies to Promote Language in Deaf Children with Cochlear Implants. In: Child Development 84 (2): 543–559

Cuda D, Murri A, Guerzoni L, Fabrizi E, Mariani V (2014) Pre-school children have better spoken language when early implanted. In: International Journal of Pediatric Otorhinolaryngology 78 (8): 1327–1331

de Souza LB, Bevilacqua MC, Brasolotto AG, Coelho AC (2012) Cochlear implanted children present vocal parameters within normal standards. In: International Journal of Pediatric Otorhinolaryngology 76: 1180–1183

Dettman S, Wall E, Constantinescu G, Dowell R (2013) Communication outcomes for groups of children using cochlear implants enrolled in auditory-verbal, aural-oral, and bilingual-bicultural early intervention programs. In: Otology & Neurotology 34 (3): 451–459

Dettman S, Dowell RC, Choo D, Arnott W, Abrahams Y, Davis A, Dornan D, Leigh J, Constantinescu G, Cowan R, Briggs RJ (2016) Long-term Communication Outcomes for Children Receiving Cochlear Implants Younger Than 12 Months: A Multicenter Study. In: Otology & Neurotology 37 (2): 82–95

Diller G, Graser P (2005) CI-Rehabilitation prälingual gehörloser Kinder. (1. Aufl.) Winter, Heidelberg

Duchesne L, Sutton A, Bergeron F (2009) Language achievement in children who received cochlear implants between 1 and 2 years of age. Group trends and individual patterns. In: Journal of Deaf Studies and Deaf Education 14: 465–485

Eberhard S (2002) Changes of voice and articulation in children with cochlear implant. In: Journal of Pediatric Otorhinolaryngology 66: 115–123

Fernald A, Marchman VA (2012) Individual differences in lexical processing at 18 months predict vocabulary growth in typically developing and late-talking toddlers. In: Child Development 83 (1): 203–222

Fox AV (2016) (Hrsg.) TROG-D – Test zur Überprüfung des Grammatikverständnisses (7. Auflage). Schulz-Kirchner, Idstein

Fulcher A, Purcell AA, Baker E, Munro N (2012) Listen up: children with early identified hearing loss achieve age-appropriate speech/language outcomes by 3 years-of-age. In: International Journal of Pediatric Otorhinolaryngology 76 (12): 1785–1794

Gängler B, Leyrer M, Hummer P, Haider H, Rasp G (2012). Gekonnt Kommunizieren! – Theory-of-mind-Fähigkeiten und Satzkomplemente bei hörenden und hochgradig hörgeschädigten Kindern. Elsevier, München

Geers AE, Nicholas J, Tobey E, Davidson L (2016) Persistent language delay versus late language emergence in children with early cochlear implantation. In: Journal of Speech, Language, and Hearing Research 59(1): 155–170

Geers AE, Sedey AL (2011) Language and verbal reasoning skills in adolescents with 10 or more years of cochlear implant experience. In: Ear & Hearing 32(1): 39–48

Geers AE, Moog JS, Biedenstein J, Brenner C, Hayes H (2009) Spoken Language Scores of Children Using Cochlear Implants Compared to Hearing Age Mates at School Entry. In: Journal of Deaf Studies and Deaf Education 14(3): 371–385

Geers AE, Nicholas JG (2013) Enduring advantages of early cochlear implantation for spoken language development. In: Journal of Speech, Language, and Hearing Research 56 (2): 643–653

Grimm H (2012) Störungen der Sprachentwicklung: Grundlagen – Ursachen – Diagnose – Intervention – Prävention. Hogrefe, Göttingen

Grimm H (2016a) Sprachentwicklungstests für zweijährige Kinder (SETK-2). (3. Aufl.) Hogrefe, Göttingen

Grimm H (2016b) Sprachentwicklungstest für 3- bis 5-jährige Kinder (SETK 3–5). Diagnose von Sprachverarbeitungsfähigkeiten und auditiven Gedächtnisleistungen. (3. Aufl.) Hogrefe, Göttingen

Grimm H, Doil H, Aktas M, Frevert S (2019) ELFRA. Elternfragebögen für die Früherkennung von Risikokindern. (3. überarbeitete Aufl.) Hogrefe, Göttingen

Häußinger C (2017) Sprachtherapie mit hörgeschädigten Kindern und Jugendlichen. Die Wort-S(ch)atz-Lupe. Elsevier, München

Han M, Storkel H, Lee J, Yoshinago-Itano C (2015) The influence of word characteristics on the vocabulary of children with cochlear implants. In: Journal of Deaf Studies and Deaf Education 20 (3): 242–251

Hayes H, Geers A, Treiman R, Moog JS (2009) Receptive vocabulary development in deaf children with cochlear implants: achievement in an intensive auditory-oral educational setting. In: Ear & Hearing 30 (1): 128–135

Hintermair M, Sarimski K (2016) Entwicklung hörgeschädigter Kinder im Vorschulalter. Stand der Forschung, empirische Analysen und pädagogische Empfehlungen. Median, Heidelberg

Hocevar-Boltezar I, Vatovec J, Gros A, Zargi M. (2005) The influence of cochlear implantation on some voice parameters. In: International Journal of Pediatric Otorhinolaryngology 69: 1635–1640

Hoffmann V, Schäfer K (2020) Kindliche Hörstörungen. Springer, Heidelberg

Hoffmann V, Hintermair M (2019) Theory of Mind bei hörgeschädigten Kindern: Vorstellung dreier Förderkontexte. In: HörgeschädigtenPädagogik 73: 151–160

Holt RF, Beer J, Kronenberger WG, Pisoni DB (2013) Developmental effects of family environment on outcomes in pediatric cochlear implant recipients. In: Otology & Neurotology 34(3): 388–395

Inscoe JR, Odell A, Archbold S, Nikolopoulos T (2009) Expressive Spoken Language Development in Deaf Children with Cochlear Implants Who Are Beginning Formal Education. In: Deafness and Education International 11 (1): 39–55

Kiese-Himmel C, Ohlwein S (2002) Der Wortschatzumfang bei jungen sensorineural schwerhörigen Kindern. In: HNO 50: 48–54

Kiese-Himmel C, Ohlwein S (2004) Entwicklungsverlauf des rezeptiven und expressiven Wortschatzumfangs bei sensorineural schwerhörigen Kindern. In: Heilpädagogische Forschung 30 (4): 188–197

Kiese-Himmel C (2005) Aktiver Wortschatztest für 3- bis 5-jährige Kinder (AWST-R). Beltz, Göttingen

Kiese-Himmel C, Reeh M (2006) Assessment of expressive vocabulary outcomes in hearing-impaired children with hearing aids: do bilaterally hearing-impaired children catch up? In: Laryngo-Rhino-Otologie 120 (8): 619–626

Kosaner J, Uruk D, Kilinc A, Amann E (2013) An investigation of the first lexicon of Turkish hearing children and children with a cochlear implant. In: International Journal of Pediatric Otorhinolaryngology 77: 1947–1954

Kral A, Sharma A (2012) Developmental neuroplasticity after cochlear implantation. In: Trends in Neurosciences 35: 111–122

Kral K, Streicher B, Junge I, Lang-Roth R (2014) Phonologische Entwicklung bei Kindern mit Cochleaimplantat(en). In: HNO 62(5): 367–373

Kristen S, Sodian B, Licata M, Thoermer C, Poulin-Dubois D (2012) The development of internal state language during the third year of life: a longitudinal parent report study. In: Infant and Child Development 21 (6): 634–645

Kühn H, Heer S, Speidel S (2012) Zum Grammatikverständnis früh Cochlea-implantierter (CI) Kinder gemessen mit dem TROG-D. Wissenschaftliche Jahrestagung der Deutschen Gesellschaft für Phoniatrie und Pädaudiologie (DGPP), Bonn, 21.09.-23.09.12. Online verfügbar unter: https://www.egms.de/static/de/meetings/dgpp2012/12dgpp68.shtml (Zugegriffen am 27.02.2020)

Lederberg AR, Spencer PE (2009) Word-learning abilities in deaf and hard-of-hearing preschoolers: effect of lexicon size and language modality. In: Journal of Deaf Studies and Deaf Education 14 (1): 44–62

Leigh J, Dettman S, Dowell R, Briggs R (2013) Communication development in children who receive a cochlear implant by 12 months of age. In: Otology & Neurotology 34 (3): 443–50

Le Normand, MT (2003). Acquisition du lexique chez l'enfant implante implante. In: Liaison LPC 40, 97–110

Leslie AM (1987) Pretense and representation: The origin of "theory of mind". In: Psychological Review 94: 412–426

Löfkvist U, Almkvist O, Lyxell B Tallberg IM (2014) Lexical and semantic ability in groups of children with cochlear implants, language impairment and autism spectrum disorder. In: International Journal of Pediatric Otorhinolaryngology 78(2): 253–263

Lund E (2016) Vocabulary knowledge of children with cochlearimplants: a meta-analysis. In: Journal of Deaf Studies and Deaf Education 21: 107–121

Mahmoudi Z, Rahati S, Ghasemi MM, Asadpour V, Tayarani H, Rajati M (2011) Classification of voice disorder in children with cochlear implantation and hearing aid using multiple classifier fusion. In: BioMedical Engineering OnLine 10: 3

Marchman VA, Fernald A (2008) Speed of word recognition and vocabulary knowledge in infancy predict cognitive and language outcomes in later childhood. In: Developmental Science 11 (3): 9–16

May-Mederake B (2012) Determining early speech development in children with cochlear implants using the ELFRA-2 parental questionnaire. In: International Journal of Pediatric Otorhinolaryngology 76 (6): 797–801

May-Mederake B, Shehata-Dieler W (2013) A Case Study Assessing the Auditory and Speech Development of Four Children Implanted with Cochlear Implants by the Chronological Age of 12 Months. In: Case reports in Otolaryngology: 1–10

Mikolajczak S, Streicher B, Luers JF, Beutner D, Lang-Roth R (2013) Sprachentwicklung und allgemeine Entwicklung bei Kindern mit früher Cochleaimplantation. In: HNO 61 (12): 1032–1037

Moeller MP (2000) Early Intervention and Language Development in Children Who Are Deaf and Hard of Hearing. In: Pediatrics 106 (3): 1–9

Motsch H-J, Riehemann S (2017) Grammatische Störungen. In: Mayer A, Ulrich T (Hrsg.) Sprachtherapie mit Kindern. Reinhardt, München: 151–222

Nicholas J, Geers A. (2013) Spoken language benefits of extending cochlear implant candidacy below 12 months of age. In: Otology & Neurotology 34 (3): 532–538

Nonn K (2014) Gesucht wird eine Lokomotive, die den Spracherwerb zieht: Das sozial-pragmatische Spracherwerbsmodell von Michael Tomasello als theoretisches Bezugssystem für UK. In: uk&forschung 3: 24–46

Nott P, Cowan R, Brown P, Wigglesworth G (2009a) Early language development in children with profound hearing loss fitted with a device at a young age. Part I – The time period taken to acquire first words and first word combinations. In: Ear & Hearing 30 (5): 526–540

Nott P, Cowan R, Brown PM, Wigglesworth G (2009b) Early hearing development in children with pro-found hearing loss fitted with a device at a young age. Part II—Content of the first lexicon. In: Ear & Hearing 30 (5): 541–551

Perner J (1991) Understanding the representational mind. The MIT Press, Cambridge MA US

Perrin E (1999) Evaluation of cochlear implanted children 's voices. In: International Journal of Pediatric Otorhinolaryngology 47: 181–186

Petermann F, Melzer J, Rißling J-K (2016) Sprachdiagnostik im Kindesalter. Hogrefe, Göttingen

Peterson CC, Siegal M (2000) Insights into theory of mind from deafness and autism. In: Mind & Language 15: 123–145

Pratt C, Bryant P (1990) Young children understand that looking leads to knowing (so long as they are looking into a single barrel). In: Child Development 61: 973–982

Reichmuth K, Nickisch A, Matulat P, Fiori A, Swart J, Elixmann-Mittler K, Voigtmann V, Döring W, Stollenwerk A, Lesinski-Schiedat A, von der Haar-Heise S, Knief A, am Zehnhoff-Dinnesen A (2010). Abweichende Sprachentwicklung nach Cochlea Implantation? Zur Anwendbarkeit des ELFRA-2. In: HNO 58 (12): 1208–16

Reichmuth K. (2017) Kommunikationsorientierte-sprachspezifische Therapie für Kinder mit Hörschädigung – ein praktischer Einblick. In: Sprachförderung und Sprachtherapie in Schule und Praxis 1: 19–25

Repacholi BM, Gopnik A (1997) Early reasoning about desires: Evidence from 14- and 18-month-olds. In: Developmental Psychology 33: 12–21

Rinaldi P, Baruffaldi F, Burdo S, Caselli MC (2013) Linguistic and pragmatic skills in toddlers with cochlear implant. In: International Journal of Language and Communication Disorders 48: 715–725

Ruffman T, Slade L, Crowe E (2002). The relation between children's and mothers' mental state language and theory-of-mind understanding. In: Child Development 73 (3): 734–751

Sarant J, Harris D, Bennet L, Bant S (2014). Bilateral Versus Unilateral Cochlear Implants in Children: A Study of Spoken Language Outcomes. In: Ear & Hearing 35 (4): 396–409

Silbereisen RK, Ahnert L (2002) Soziale Kognition – Entwicklung von Sozialem Wissen und Verstehen. In: Oerter R, Montada L (Hrsg.) Entwicklungspsychologie. (5. Aufl.) Beltz, Weinheim: 590–618

Spencer PE (2010) Play and Theory of Mind: Indicators and engines of early cognitive growth. In: Marschark M, Spencer PE (Eds.) Oxford handbook of deaf studies, language, and education. (Vol. 2.) Oxford University Press, New York: 407–424

Streicher B (2011) Untersuchung der Hör- und Sprachentwicklung bei Schülern mit Cochlea-Implantat. Köln, Inaugural-Dissertation. Online verfügbar unter: https://d-nb.info/1012932664/34 (Zugegriffen am 27.02.2020)

Suddendorf T (1999) The rise of the metamind. In: Corballis MC, Lea SEG (Hrsg.) The descent of mind: Psychological perspectives on hominid evolution. Oxford University Press, London: 218–260

Szagun G (2000) The acquisition of grammatical and lexical structures in children with cochlear implants: a developmental psycholinguistic approach. In: Audiology and Neuro-otology 5: 39–47

Szagun G (2001a) Language acquisition in young German-speaking children with cochlear implants: Individual differences and implications for conceptions of a 'sensitive phase'. In: Audiology & Neuro-otology 6 (5): 288–297

Szagun, Gisela (2001b). Spracherwerb bei Kindern mit Cochlea-Implantat im Vergleich mit normal hörenden Kindern. In: Sprache-Stimme-Gehör 25 (3): 124–131

Szagun G (2001c) Wie Sprache entsteht. Spracherwerb bei Kindern mit beeinträchtigtem und normalem Hören. Beltz, Weinheim

Szagun G (2007) Wunderwerk Cochlea-Implantat? Sprachentwicklung bei jüngeren Kindern mit Cochlea-Implantat. In: Das Zeichen. Zeitschrift für Sprache und Kultur Gehörloser 21 (75): 110–121

Szagun G (2012) Wege zur Sprache. Ein Ratgeber zum Spracherwerb bei Kindern mit Cochlea-Implantat. Pabst Science, Lengerich

Szagun G, Stumper B (2012) Age or experience? The influence of age at implantation and social and linguistic environment on language development in children with cochlear implants. In: Journal of Speech, Language, and Hearing Research 55 (6): 1640–1654

Szagun G, Stumper B (2010) Der Einfluss von Implantationsalter und Bildungsstand der Eltern auf die Sprachentwicklung bei Kindern mit Cochlea Implantat. In: German Medical Science. Online verfügbar unter: http://www.egms.de/static/en/meetings/dgpp2010/10dgpp67.shtml (Zugegriffen am 27.02.2020)

Tobey EA, Thal D, Niparko JK, Eisenberg LS, Quittner AL, Wang NY (2013) Influence of Implantation Age on School-Age Language Performance in Pediatric Cochlear Implant Users. In: International Journal of Audiology 52 (4): 219–229

Tomblin JB, Harrison M, Ambrose SE, Walker EA, Oleson JJ, Moeller MP (2015) Language Outcomes in Young Children with Mild to Severe Hearing Loss. In: Ear & Hearing 36 (1): 76–91

Välimaa TT, Kunnari S, Laukkanen-Nevala P, Lonka E (2018) Early vocabulary development in children with bilateral cochlear implants. In: International Journal of Language and Communication Disorders 53 (1): 3–15

Valero Garcia J, Rovira JM, Sanvicens LG (2010) The influence of the auditory prosthesis type on deaf children's voice quality. In: International Journal of Pediatric Otorhinolaryngology 74: 843–848

Vincenti V, Bacciu A, Guida M, Marra F, Bertoldi B, Bacciu S, Pasanisi E (2014) Pediatric cochlear implantation: an update. In: Italian Journal of Pediatrics 40 (1): 72

Von Suchodoletz W (2007) Prävention umschriebener Sprachentwicklungsstörungen. In: Von Suchodoletz W (Hrsg.) Prävention von Entwicklungsstörungen. Hogrefe, Göttingen: 45–80

Walker EA, McGregor KK (2013) Word Learning Processes in Children with Cochlear Implants. In: Journal of Speech, Language, and Hearing Research 56 (2): 375–387

Wang Y, Liang F, Yang J, Zhang X, Liu J, Zheng Y (2017) The Acoustic Characteristics of the Voice in Cochlear-Implanted Children: A Longitudinal Study. In: Journal of Voice 31 (6): 773

Weissenborn J (2000) Der Erwerb von Morphologie und Syntax. In: Grimm H (Hrsg.) Sprachentwicklung. Enzyklopädie der Psychologie. Hogrefe, Göttingen: 141–170

Woolfe T, Want S, Siegal M (2002) Signposts to development: Theory of mind in deaf children. In: Child Development 73: 768–778

Yanbay E, Hickson L, Scarcini N, Constantinescu G, Dettmann SJ (2014) Language outcomes for children with cochlear implants enrolled in different communication programs. In: Cochlear Implants International 153 (3): 121–135

Zollinger B (2009) Die Entdeckung der Sprache. (9. unveränderte Auflage). Haupt Verlag, Bern

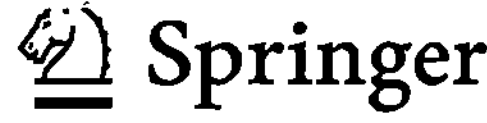 **Springer**

springer.com

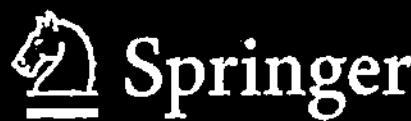

}essentials{

Karolin Schäfer · Vanessa Hoffmann

Sprachentwicklung bei kindlichen Hörstörungen: Phonetik und Phonologie

Forschungsstand für Sprachtherapie und Pädagogik

Springer

Jetzt im Springer-Shop bestellen:

springer.com/978-3-658-30960-2

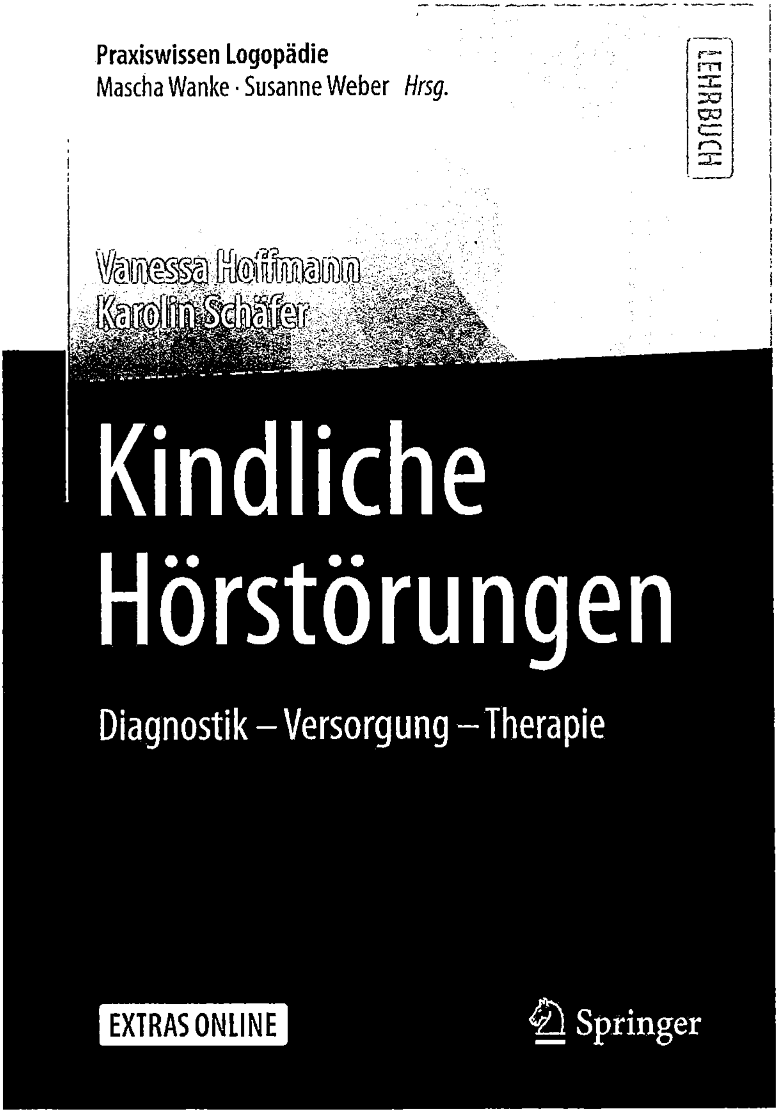